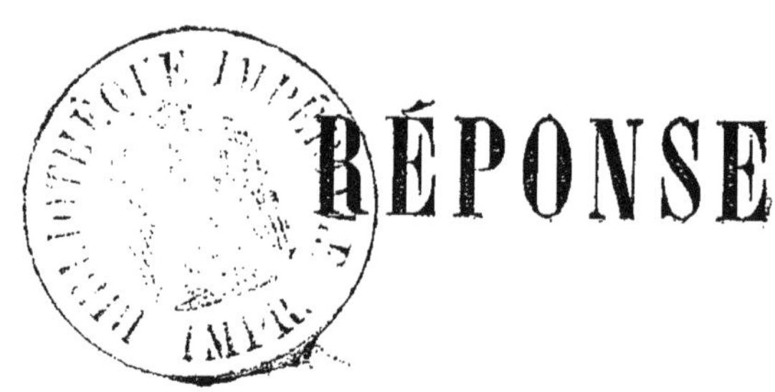

RÉPONSE

A UNE ATTAQUE DE M. LE DOCTEUR BINAUT

PAR

J.-U. MALAPERT DU PEUX

DOCTEUR EN MÉDECINE DE LA FACULTÉ DE PARIS,

MEMBRE DE LA SOCIÉTÉ HOMŒOPATHIQUE DE FRANCE.

1863

A M. LE DOCTEUR ET PROFESSEUR BINAUT.

MONSIEUR,

Dans un article que vous avez publié dans le *Bulletin médical du Nord* du mois de juillet dernier, vous faites l'insigne honneur à l'homœopathie et à son représentant à Lille de vous occuper d'eux. Déjà au mois de septembre 1861, le même journal avait reproduit une attaque contre cette doctrine médicale, attaque extraite tout entière d'un roman de M. Edmond About. Et si je suis bien informé, vous, Monsieur, en auriez obtenu la reproduction dans le *Propagateur*, journal politique de la localité. Or, permettez-moi de vous faire remarquer qu'aujourd'hui comme alors, vous avez manqué aux lois de la politesse la plus élémentaire en vous dispensant de m'adresser un exemplaire de votre mémoire. — Vous avez sans doute trouvé plus prudent de frapper un adversaire par derrière; mais c'est à coup sûr un procédé peu courtois et peu digne d'un professeur qui a une si haute opinion de son savoir! Vous aviez compté sans la charité d'un de vos honorables collègues, qui a trouvé probablement conforme à la justice de m'informer de vos attaques. Grâce à lui il va m'être enfin permis de relever la visière que vous vous obstinez tant à tenir baissée!

Il sera évident pour tous ceux qui auront le rare bonheur de vous lire, que l'observation que vous publiez sous ce titre: « *Abcès profond du cou, etc*....... prodige homœopathique! » que cette observation, dis-je, est un BAUME DE VOTRE INVENTION pour panser les blessures que l'homœopathie a faites à votre amour-propre, en rendant à la vie, à sa nombreuse famille, un malade que vous aviez été impuissant à guérir. Pour arriver à ce but, vous vous plaisez à oublier que la qualité indispensable de toute observation est d'être *vraie, sincère*. J'aurai plus d'une occasion de démontrer, pièces en main, que la vôtre fourmille de ce que, par excès de politesse, j'appellerai *inexactitudes*.

Avant de faire le récit *fidèle* des faits qui sont la base de ce mémoire, je veux que vous sachiez, Monsieur, qu'il n'est pas dans mes habitudes de dénigrer les médecins qui m'ont précédé près des malades qui réclament mes soins. Je ne tiens pas plus à leur déplaire qu'à leur plaire. Ma seule préoccupation est l'intérêt de ceux qui viennent me consulter.

Œdème de la glotte. Laryngite œdémateuse ou sous-muqueuse.

Le 21 mars dernier j'ai été consulté par M. X... Il est âgé de 47 ans, d'un tempérament bilieux. Sujet depuis longues années aux affections de la gorge, sa voix est souvent voilée, enrouée, surtout après avoir beaucoup parlé. Fabricant et marchand de couleurs et de produits chimiques pour la teinture, il est fréquemment soumis aux vapeurs nitreuses résultant de l'action de l'acide nitrique sur le sulfate de fer, dans le but d'obtenir une préparation employée en teinture (nitrate de fer). Ce malade ne pouvant pas parler, m'a remis ses notes écrites par lui-même jour par jour, à la demande de son médecin, Monsieur Binaut. C'est donc d'après ces notes que j'ai rédigé cette observation jusqu'à ma première consultation ; c'est avec ces documents authentiques que je relèverai les erreurs *volontaires ou involontaires* de mon adversaire.

Le 15 septembre 1862, M. X... fut pris d'enrouement sans douleur. Le lendemain extinction complète de la voix. — cataplasmes à la gorge et pédiluves sinapisés, — sans résultat.

Trois jours plus tard, il s'aperçut d'un gonflement du cou qui allait s'agrandissant avec une rapidité extrême. En vingt-quatre heures il s'étendait depuis la partie inférieure de la face, au niveau des commissures des lèvres, jusqu'aux mamelons. Ce gonflement était indolore (et non pas le siége de douleurs pulsatives), rouge, luisant, et tellement extraordinaire que le malade se trouvait lui-même « *hideux* » ; pas de fièvre, respiration et déglutition gênées. Le médecin traitant (et non le malade) fit appliquer quinze sangsues ; le surlendemain dix autres sangsues, onguent mercuriel-belladoné et cataplasmes ; sinapismes aux jambes. Ces symptômes diminuèrent peu à peu, et au bout du dixième jour, il ne restait que deux petites tumeurs un peu au-dessous du larynx. Malgré cette amélioration, le malade éprouvait de fréquents étouffements ; il avait un besoin insatiable d'air et de lumière.

A quelques jours de là, un soir il cracha tout-à-coup un flot de pus, couleur chocolat et d'une odeur infecte : un abcès intérieur venait de se rompre. Le deuxième jour, on lui administra une potion émétisée dans le but de le débarrasser complètement de ces matières purulentes. Ces crachats mêlés de pus et de sang continuèrent pendant quatre jours.

Quarante-huit heures après la cessation de ces crachats, on constata du pus dans la tumeur située au-dessous et à droite du larynx; elle fut ouverte avec la lancette — pansements avec des cataplasmes à renouveler souvent. Le lendemain de cette petite opération, en renouvelant le cataplasme, on entendit un sifflement annonçant le passage de l'air de la trachée par la plaie extérieure (que devient alors le bruit particulier de clapotement indiquant le mélange de l'air avec du pus? et ce pus qui s'échappe en sifflant au moment de l'ouverture par la lancette??.... M. Binaut en sera pour ses frais d'imagination! — On rapporte qu'à cette nouvelle il se troubla et devint fort pâle.)

Au bout de quelque temps, on laissa fermer l'ouverture de l'abcès et il ne resta plus qu'un peu de gonflement et de dureté qui furent traités par la pommade indiquée plus haut. « La dureté diminua peu à peu, dit M. X...; j'éprouvais une sensation d'adhérence au niveau de la cicatrice; j'étais comme étranglé; j'avais beaucoup de mal à parler et ma voix était étrange; elle ressemblait à la voix de polichinelle. » Alors, pendant trois à quatre jours, il cracha un peu de pus, mais en si petite quantité que, sans le mauvais goût, il ne s'en serait pas aperçu. La douleur d'adhérence cessa et le malade alla bien pendant quelques jours, sauf la voix qui resta toujours de même.

Ensuite, il devint oppressé par accès, surtout lorsqu'il montait un escalier ou qu'il marchait un peu vite. Bientôt les oppressions augmentèrent d'intensité au point qu'il fut forcé de garder la chambre, et malgré le plus grand calme il survenait des accès de dyspnée des plus pénibles; il n'a jamais toussé.

Ces symptômes firent des progrès rapides jusqu'au 25 décembre. Ce même jour, vers minuit, le malade se trouvant près d'être asphyxié, on pratiqua l'opération de la trachéotomie sans qu'il en eût conscience; il avait perdu connaissance avant, et il ne reprit ses sens qu'après.

Depuis ce jour, l'air ne passant presque plus par le larynx, le malade respira par la plaie trachéale. L'ouverture de la trachée permit à M. X... de vivre; elle remédia à l'asphyxie, mais ne modifia en rien la cause de cet accident.

Le médecin traitant, M. Binaut, et MM. Cazeneuve et Parise se réunirent en consultation les 7 et 28 février; ils cherchèrent à employer le laryngoscope, mais inutilement. Ces Messieurs furent d'avis d'avoir recours aux cautérisations avec une solution concentrée de nitrate d'argent, concurremment avec quelques remèdes internes (fumigation de belladone, vapeurs d'iode, sirop d'écorce d'orange ioduré) ; cinq à six cautérisations furent pratiquées par la bouche, deux autres par la trachée avec la même substance. Enfin, pour compléter la médication, deux insufflations d'alun furent faites : la dernière le 20 mars.

Malgré ces moyens *énergiques*, on ne constata aucune amélioration dans la position du malade (six mois après le début de la maladie et trois mois après l'opération de la trachéotomie !!) M. Binaut, à bout de ressources, craignant une catastrophe prochaine, proposa, comme dernier moyen, de conduire le malade à Paris consulter un ou plusieurs princes de la science.

M. X..., épuisé non moins par les *remèdes énergiques* que par la maladie, demanda à son docteur la permission de se reposer pendant quinze jours. (Il en avait bien le droit!)

Le lendemain de cette détermination, le 21 mars, poussé par quelques connaissances, qui avaient probablement à se louer de l'homœopathie, il vint me consulter.... *in extremis.*

21 mars.—Voici l'état dans lequel j'ai vu le malade pour la première fois :

Grande maigreur; facies exprimant la souffrance et le découragement; teint terreux; perte complète de la voix; pas de toux. L'examen de la poitrine ne nous a fourni aucun signe pathologique ; l'inspiration et l'expiration sont aussi difficiles l'une que l'autre; abolition complète de l'odorat et du goût; aucun appétit; déglutition des solides et des liquides assez difficile. Il porte au cou depuis le 25 décembre un tube de fort calibre par lequel il respire; si on ferme l'ouverture de ce tube avec un bouchon, celui-ci ne peut-être maintenu plus de 45 secondes sans faire naître tous les symptômes de l'asphyxie, alors le malade éprouve au sommet de la poitrine des douleurs atroces, comme si cette cavité devait s'entrouvrir en se déchirant; ce qui est une preuve de l'obstruction à peu près complète du larynx. En soufflant sur une glace il la ternit sur une surface à peine grande comme une pièce d'un franc. Le tube doit être nettoyé très souvent pour le débarrasser des mucosités qui s'y accumulent et gênent la respiration.

Après avoir examiné très-attentivement et très-longuement ce malade, je pensai avoir affaire à ce que les auteurs appellent : *Laryngite œdémateuse*; mais je ne tranchai point la question aussi facilement que veut bien le dire M. Binaut. Je trouvai le diagnostic difficile et demandai jusqu'à ma seconde consultation pour me prononcer d'une manière définitive sur la nature du mal. Le pronostic me parut des plus graves. J'ordonnai Cinnabaris 30e dilution, à prendre trois fois par jour, ce remède étant parfaitement homœopathique à l'œdème de la glotte.

25.— Même état; je confirme le diagnostic porté à la première visite.

Continuer Cinnabaris trois fois par jour; alimentation selon l'appetit du malade.

28.—Amélioration sensible; le tube n'a pas été nettoyé la nuit dernière; hier M. X... a pu rester deux minutes, aujourd'hui quatre, le tube fermé. Il sent l'air pénétrer par le larynx; la glace se ternit sur une plus large surface; un peu d'appétit; même remède.

2 avril.—Amélioration croissante; le 29 le tube est resté bouché huit minutes, le 31 dix-sept minutes, aujourd'hui trente minutes; l'odorat et le goût reviennent un peu; continuer le remède.

4.— Amélioration progressive; le tube peut rester fermé pendant une heure; le malade a marché sans fatigue pendant ce temps.

8.— Beaucoup mieux; respiration beaucoup plus facile; l'odorat est tout-à-fait revenu de même que le goût et l'appétit; les forces augmentent rapidement; la glace est ternie sur une large surface; je remplace le tube par un plus petit; toujours le même remède trois fois par jour.

11.—Le mieux continue : le tube est resté bouché pendant seize heures, la santé générale s'améliore, l'appétit est bon, le malade peut se moucher, ce qui avait été impossible jusqu'ici.

15. — Le tube est resté quatre jours fermé; je l'enlève et je réunis les bords de la plaie avec du sparadrap.

16.— Très-bien; le malade a passé une bonne nuit; il peut marcher et monter sans gêne; la plaie se cicatrise; continuer le remède deux fois par jour.

18.— La plaie est presque fermée; état général très-satisfaisant; il crache quelques mucosités.

22.— La plaie est complétement cicatrisée; la santé de M. X... est parfaite, meilleure qu'elle n'a jamais été; la respiration est facile, l'inspiration encore un peu rude et l'expiration légèrement sifflante. Sa voix est revenue, il parle sans fatigue, il reprend ses occupations, fait des voyages pour son commerce; il se plaint quelquefois d'enrouement lorsqu'il a trop parlé, comme cela avait lieu avant sa maladie.

Maintenant, Monsieur, avant d'aller plus loin, le moment me semble venu de vous dire qu'aussitôt après avoir pris connaissance de votre observation, j'ai songé à la faire lire à votre ex-malade, comme vous l'appelez, afin de savoir s'il se reconnaîtrait bien dans le portrait que vous avez tracé de ses misères. Voici la réponse qu'il m'a adressée et que je transcris fidèlement :

« Monsieur le Docteur,

» Voici les remarques que j'ai faites au sujet du mémoire que M. le docteur Binaut a publié dans le *Bulletin médical du Nord de la France*, concernant le mal dont j'ai été atteint, et pour lequel j'ai reçu ses soins l'espace de cinq à six mois.

» Le côté scientifique du mémoire n'étant pas de ma compétence, c'est donc seulement sous le rapport des faits, et des dates y relatées que je crois devoir vous écrire mes observations et en même temps vous dire un mot au sujet de ce qui vous y concerne d'une manière personnelle.

» D'abord il y est dit, par oubli sans doute, que je m'étais fait appliquer 15 sangsues ; je n'ai pas pris cela sur moi, c'est bien d'après l'ordonnance de M. Binaut que cette application a été faite, et de plus il en a ordonné une seconde moins forte le lendemain.

» Ce n'est point lors de l'ouverture pratiquée par le docteur dans l'abcès que l'air s'en est échappé, mais c'est seulement le lendemain, après qu'on avait changé plusieurs fois de cataplasmes qu'on s'en est aperçu et qu'on en a fait part à M. Binaut, qui en a paru surpris.

» L'administration intérieure de l'iodure de potassium uni au sirop d'écorce d'orange, n'a été faite qu'après l'opération de la trachéotomie et non avant; elle a été ordonnée après la consultation faite avec MM. les docteurs Cazeneuve et Parise.

» Ces petites inexactitudes ne mériteraient certainement pas d'être relevées, sans doute elles n'ont pas d'importance, et il doit être bien difficile de les éviter dans une relation qui comprend un temps si considérable ; mais j'ai à vous signaler, Monsieur, une erreur dans les dernières dates qui y sont marquées, qui a dû vous surprendre et qui ne me permet pas de garder le silence. Sa rectification est pour moi un devoir auquel il ne m'est point permis de me soustraire ; c'est donc le principal motif de cette lettre.

» D'après le mémoire de M. le docteur Binaut, il m'a été insufflé une dernière fois de la poudre d'alun le *20 mars* dernier, et à partir du 22, la respiration serait devenue plus facile et cela pour continuer ; de sorte que le lecteur peut et doit en conclure que cette dernière insufflation, qui a seule réussi, est la cause de ma guérison, et il n'en est rien pourtant. N'ayant trouvé aucune amélioration sous le rapport de la respiration par la bouche, qui était presqu'entièrement nulle chez moi après cette opération (les essais que je faisais tous les jours et plusieurs fois par jour l'ont ainsi constaté).

» Voici donc les dates exactes que j'ai sous les yeux et qui ont été tenues par moi par écrit dans ces tristes moments, jour par jour.

» C'est bien le VINGT *mars* que la dernière insufflation a eu lieu.

» Le VINGT-UN au soir j'ai commencé votre traitement.

» Les 22, 23, 24, 25 et 26, je n'ai pu constater le moindre progrès dans la respiration.

» Le VINGT-SEPT et non le VINGT-DEUX j'ai pu rester deux minutes avec le tube bouché.

» Le 28, quatre minutes.

» Le 29, huit minutes.

» Le 31, 17 minutes, et dans la journée M. le docteur Binaut qui n'avait pas connaissance de votre traitement, constata lui-même avec sa montre que je pouvais rester quinze minutes. Il était pressé et n'a pas prolongé l'expérience. Je trouve marqué sur mes notes que j'étais moins gêné à la fin qu'au commencement de l'essai.

» Le 2 avril, je reste trente minutes.

» Le 4 avril, une heure.

» Le 6 avril, deux heures trois quarts et en marchant, tandis que jusque là il me fallait rester immobile.

» Le 7 avril, je puis rester quatre heures.

» Le 8, j'atteinds six heures.

» Le 9, mon tube est remplacé par un autre beaucoup plus petit, et, sitôt que la plaie s'est resserrée, j'ai pu commencer à parler, mais faiblement et avec fatigue.

» Le 10, je garde le bouchon depuis huit heures du matin jusqu'à minuit, c'est-à-dire seize heures, et continue de pouvoir parler.

» Le 11, je bouche le tube à six heures du matin, je le conserve jour et nuit jusqu'au 15, et ce même jour vous me délivrez de la canule que j'ai portée *trois mois et vingt jours*.

» En résumé, la dernière insufflation a été faite le *20 mars* sans amélioration, et c'est le VINGT-SEPT et non le VINGT-DEUX que je puis constater deux minutes, soit *cinq jours* environ après votre traitement, pour continuer ensuite progressivement jusqu'à mon entière délivrance que je vous dois après Dieu, et dont je suis heureux de pouvoir vous témoigner ici ma reconnaissance.

» Il est juste de vous faire observer qu'il était très-facile au Docteur qui m'a soigné de se tromper sur ces dates, son erreur est tout involontaire, il ne peut y avoir doute en cela, et, en effet, à dater du 4 avril, jour où j'ai écrit la lettre qui lui a fait connaitre que j'avais accepté vos soins, à mon regret je ne l'ai plus revu; de sorte que, depuis cette date du 20 mars, il ne m'a vu que deux fois. Il avait été convenu entre lui et moi que je resterais quinze jours à me reposer; il en résulte qu'il a dû marquer dans son rapport les dates de mémoire, tandis que le reste, en grande partie, avait été relevé d'après mes notes. Je regrette que ces dates ne m'aient pas été demandées, je les aurais données avec plaisir.

» Dans cette lettre du 4 avril dont je viens de parler, je remercie M. Binaut des soins qu'il m'avait donnés; je lui en marque ma reconnaissance et je lui dis : Qu'avant d'aller consulter à Paris, comme il en avait été question entre nous, cédant aux pressantes sollicitations qui me sont faites, j'ai consulté encore un médecin de Lille, voulant épuiser sur les lieux tous les moyens de sortir du pénible état où je me trouvais depuis si longtemps; et je lui marque que, d'après votre avis, mon mal consistait dans un œdème de la glotte; je lui marque ma satisfaction du changement en bien qui s'est déclaré après quelques jours de votre traitement, et surtout que vous espériez dissiper cette enflure intérieure sans qu'il soit nécessaire d'y toucher (on conçoit que je devais craindre tout nouvel essai dans ma gorge), et qu'il suffirait de remèdes simples et faciles. Je termine ma lettre en faisant allusion à la position où je me suis trouvé la nuit de Noël, où il y avait pour moi grand risque de succomber, et déclare que ses soins m'ont sauvé.

» Je savais parfaitement moi-même, et vous me l'avez bien dit aussi, que sans l'opération de la trachéotomie, au point où j'en étais, j'étais perdu. Vous devez juger de ma surprise de trouver dans le mémoire en question une citation de la susdite lettre, où j'aurais dit : que *d'après votre avis, il n'était pas nécessaire d'opérer lors de l'asphyxie.* Je n'avais pas besoin de lire et relire la copie de ma lettre, que j'ai sous les yeux, pour savoir que cette phrase n'y était pas ; elle ne pouvait pas y être !

» C'est avec la même surprise que je vois un peu plus loin qu'il a appris depuis que, dans votre opinion, l'abcès du cou n'a été que la manifestation extérieure de l'œdème de la glotte, et que par conséquent, *tous les médecins qui m'avaient vu n'avaient rien compris à ma maladie.* Ici encore, Monsieur, je dois vous rendre ce témoignage que je vous ai toujours entendu parler avec courtoisie et convenance, non-seulement de l'auteur de l'écrit dont je m'occupe, mais aussi de tous les autres médecins, et je suis persuadé que tous ceux qui vous connaissent rendront ce même témoignage.

» Pour ma part, je regrette beaucoup que, dans un écrit à mon sujet, M. Binaut ait cru devoir s'occuper de vous, et surtout accueillir et donner place à des paroles qui ont dû passer par bien des bouches avant de lui parvenir, paroles qui, mal comprises ou mal répétées, ont dû nécessairement se trouver dénaturées, et qui n'avaient certainement pas, en ces conditions, de motif valable pour figurer dans un écrit aussi sérieux. Elles vous prêtent des sentiments qui sont en opposition complète avec votre caractère.

» Je m'arrête ici, ne voulant, dans cette lettre, que vous dire ce que je crois strictement nécessaire, et veuillez croire qu'il a fallu des motifs aussi puissants que ceux auxquels j'obéis pour m'y décider. Soyez néanmoins persuadé que je n'en conserve pas moins toute la reconnaissance que je dois aux services éclairés et assidus de M. le docteur Binaut. Je dois ajouter, et c'est de toute justice, d'après le témoignage unanime de ma famillle et de ceux qui m'ont entouré, que cette reconnaissance doit être grande et qu'elle l'est en effet envers M. le docteur Cazeneuve, qui n'a cessé, avec le plus louable empressement, pendant la nuit qui a vu mes jours dans un danger aussi imminent, de me prodiguer, en attendant M. Binaut, les soins les plus éclairés et les plus salutaires, jusqu'au moment de l'opération à laquelle il a coopéré, et qui, en me préservant de l'asphyxie presque complète, m'a sauvé la vie.

« Vos soins, monsieur, m'ont ensuite rendu la respiration, qui ne se faisait plus que par le tube que je portais. Veuillez donc aussi recevoir l'expression de ma vive reconnaissance avec mes salutations cordiales et empressées. »

» Votre tout dévoué,

» Lille, 20 août 1863. » » X...

Vous voyez par cette lettre, Monsieur, que vous n'avez point eu affaire à un ingrat; car M. X... pousse la reconnaissance envers vous jusqu'à vouloir déguiser vos inexactitudes intéressées sous les couleurs les plus favorables. Mais, poussé aussi par sa conscience et son honnêteté, il ne peut étouffer complétement le cri d'indignation que lui arrache votre injustice envers moi.

Ainsi, voilà donc réduit à néant tout un échafaudage de faits inventés à grands frais d'imagination dans l'intention bien manifeste de me faire passer pour un ignorant de la pire espèce, pour un être absurde, comme vous le dites si gracieusement dans la note de la page 198!!!

Récapitulons un peu, s'il vous plaît, les petites erreurs que vous vous êtes permises à ce dessein.

1° Vous oubliez que c'est vous qui avez ordonné la première application de sangsues. C'est peu de chose, assurément.

2° Ceci est plus grave : Vous prétendez qu'à la date du 20 septembre, la fluctuation dans la tumeur du cou est non-seulement évidente, mais très superficielle et accompagnée d'un bruit particulier de clapotement indiquant le mélange de l'air avec du pus. » — Vous faites une ouverture avec la lancette « et le pus s'échappe en sifflant. » Le malade et son entourage affirment que ce sifflement n'a eu lieu que le lendemain de l'ouverture de l'abcès, et alors que vous n'étiez point présent.

3° L'iodure de potassium associé au sirop d'écorces d'orange que vous dites avoir administré aussitôt après cette petite opération, n'a été donné que trois mois après sur la recommandation de M. le docteur Parise.

4° Nous arrivons à une association de mots et de dates qui jouent dans votre observation un charmant petit rôle! Et ce bon M. X..., après avoir constaté la tromperie, vous donne l'absolution de tout son cœur. Je ne m'y oppose pas; mais la science doit être plus difficile, Monsieur : elle ne doit accepter de circonstances atténuantes qu'après un sévère examen.

« Le 21 mars, dites-vous, après avoir fait une seconde et dernière insufflation la veille, le malade demande quelques jours de repos... » Vous ne le revoyez que le 28, « alors il m'apprend qu'à partir du 22 la respiration est devenue de plus en plus facile, et je constate moi-même qu'aujourd'hui, huit jours après l'insufflation, et cinq jours après la cessation de la douleur produite par elle, il conserve le bouchon pendant 3 minutes 22 secondes. »

Il est clair, comme le fait très judicieusement remarquer le malade et comme vous vous plaisez à le dire plus loin avec une certaine dose d'orgueil, que celui qui vous lit doit en conclure que cette dernière insufflation d'alun est la cause de sa guérison ; tandis qu'il n'en est rien pourtant, a-t-il soin d'ajouter aussitôt.

C'est grand dommage assurément pour le succès de votre petite fable ! Ce M. X... est impitoyable avec ses notes recueillies jour par jour ! (Je vous engage, à l'avenir, de ne jamais exiger de vos malades un semblable usage de leur temps, même quand ils seraient intelligents et qu'ils aimeraient à s'observer et à s'occuper de médecine, comme vous le dites avec complaisance de votre ex-malade.)

Les faits sont là, Monsieur, il nous faut les enregistrer avec toute la rigueur de la vérité. *(Dura lex, sed lex).*

Les 22, 23, 24, 25 et 26 mars il n'a pu constater la moindre amélioration dans la respiration ; c'est le VINGT-SEPT seulement et non le VINGT-DEUX qu'il a pu rester deux minutes avec le tube fermé, plus de six jours après votre *merveilleuse* insufflation d'alun !

Voilà pourtant comment on écrit l'histoire à l'usage et pour l'instruction de la jeunesse de l'école !

5° L'erreur précédente, capitale au point de vue scientifique, a certainement été involontaire, dit M. X... Mais quel nom donnerons-nous à celle-ci, au point de vue de la bonne foi et de la vérité ? Dans l'embarras du choix j'aime mieux m'abstenir et laisser chacun libre d'appliquer la qualification qui lui semblera la plus convenable... Je transcris ce passage de votre observation que je trouve à la page 198 :

« Enfin, le 4 avril dernier, je reçois une lettre très-polie par laquelle mon malade m'apprend que, cédant à de pressantes sollicitations, il avait cru devoir consulter, le 21 mars, le lendemain de la forte insufflation d'alun, un médecin homœopathe, d'après l'avis duquel « son mal consistait en l'œdème de la glotte, *qu'il n'était pas nécessaire d'opérer lors de l'asphyxie*, et qu'il espérait dissiper cette enflure par des remèdes à prendre à l'intérieur. » J'ai appris depuis (par quelle voie? vous vous gardez bien de le dire) que, dans l'opinion de ce médecin, l'abcès du cou n'avait été que la manifestation extérieure de l'œdème de la glotte, et que, par conséquent, tous les médecins qui avaient soigné le malade n'avaient rien compris à sa maladie. Je sais de plus que la canule a été définitivement enlevée le 16 avril, que la plaie trachéale est cicatrisée, mais qu'il reste un peu d'oppression, laquelle, dit le médecin homœopathe, tient à des morceaux de chair, durs comme du bois, et résultant des cautérisations faites avec une solution d'azotate d'argent.

Et comme complément à ce paragraphe, déjà pas mal riche, vous vous hâtez d'ajouter une petite note de trop bon goût pour que je puisse me dispenser de la citer ici : il faut que le lecteur apprécie la délicatesse du procédé, le choix de l'expression ! !

« Que d'absurdités ! (je vous l'ai dit : ignorant et absurde ! le second est le complément obligé du premier.) Un œdème de la glotte sans un seul symptôme de cette maladie donner lieu à un abcès du cou tel qu'on n'en a peut-être jamais vu de pareil ! des morceaux de chair, durs comme du bois, être la conséquence de cautérisation du larynx ! quel sort est donc réservé à un petit malade affecté d'un croup très-grave et auquel un distingué confrère de Roubaix, M. Carette, et moi avons fait subir, il y a quelques jours à peine, vingt cautérisations avec une solution plus forte encore du même sel, petit malade dont l'homœopathie a certainement entendu parler ? » (Vous en aurez prochainement des nouvelles.)

Je tiens à répéter ici la réponse si nette et si pleine d'indignation de M. X...

« Je le savais parfaitement moi-même, et *vous me l'avez fort bien dit aussi* : Sans l'opération de la trachéotomie, au point où j'en étais, j'étais perdu. Vous devez juger de ma surprise de trouver dans le mémoire en question une citation de la susdite lettre où j'aurais dit que, d'après votre avis, il N'ÉTAIT PAS NÉCESSAIRE D'OPÉRER LORS DE L'ASPHYXIE. Je n'avais pas besoin de lire et de relire la copie de ma lettre, que j'ai sous les yeux, pour savoir que cette phrase n'y était pas, elle ne pouvait pas y être. »

Eh bien ! de quel nom qualifiera-t-on maintenant cette erreur ?

Vous conviendrez, monsieur, qu'il me faut un certain courage pour continuer cette discussion avec un médecin qui se respecte assez peu. et qui respecte assez peu ses confrères, pour dénaturer non-seulement des faits observés ; mais encore une lettre qu'il n'avait qu'à copier pour être vrai !

Mais puisque vous m'avez donné la peine d'arracher ce masque d'hypocrisie, je tiens à vous faire connaître comme vous le méritez.

Vous demandiez tout-à-l'heure, sur un ton que vous vous efforciez de rendre malin, quel sort sera réservé au petit malade de Roubaix, que vous avez si bien cautérisé de main de maître « et dont l'homœopathie a certainement entendu parler ?» Je vous conseille de vous vanter de cet exploit ! *Vanitas vanitatum* !

Sachez donc, si vous l'avez ignoré jusqu'ici, que j'ai été appelé le 25 Juillet à donner des soins à sa jeune sœur âgée de trois ans, précisément pour la même affection (il s'agissait d'une angine couenneuse, et mon diagnostic a été confirmé par le docteur Carette). J'ai vu ce pauvre petit être que vous avez si bien martyrisé avec vos vingt cautérisations, etc., mais je ne lui ai point donné de soins. Son état n'était pas précisément digne d'envie, je vous l'affirme. Le malheureux était albuminurique, pâle, la figure bouffie, sans forces et miné par une diarrhée qui ne l'avait point quitté depuis votre traitement. Il n'est pas inutile que vous sachiez que la petite malade dont je viens de parler a été guérie en trois jours, et que sa mère, son autre sœur et sa bonne ont été atteintes du même mal et guéries avec la même facilité — sans la moindre cautérisation. — Depuis ce temps je n'ai plus entendu parler de votre ex-petit malade.

Il me reste encore, Monsieur, à détruire vos prétentions à l'infaillibilité en démontrant que votre diagnostic est basé sur des preuves mal fondées, et en prouvant que M. X... a bien été atteint d'une laryngite œdémateuse.

Vous vous demandez d'abord « quel rapport il y a entre l'abcès du cou et cette gêne de respiration? est-ce le retrait cicatriciel de la plaie trachéale, où la perte de substance a pu être considérable, qui amène ces phénomènes? Est-ce un gonflement général du larynx? Est-ce la présence dans la cavité ou dans le voisinage de ce dernier de quelques végétations ou d'un polype? Est-ce un œdème ou un spasme de la glotte?..... »

Dans l'incertitude où vous êtes, vous demandez une consultation avec MM. Cazeneuve et Bailly, quelques jours avant l'opération de trachéotomie. Vous ne dites pas un mot du résultat de cette consultation. Vous ordonnez des remèdes (sinapismes, éther, eaux bonnes, iodure de potassium, etc.) sans savoir quel ennemi vous avez à combattre.

Le malade a été opéré le 25 décembre....... « Le 10 janvier, nouvelle consultation dans laquelle il fut convenu que des cautérisations seraient faites en pénétrant dans le larynx par la plaie du cou...... En traversant le larynx, j'eus la sensation d'un léger obstacle vaincu, ce qui peut provenir tout aussi bien des *cordes vocales inférieures* (je ne vous le fais pas dire) que d'un polype ou d'une végétation. » Toujours même incertitude quant à la nature du mal!

Les 7 et 28 février, vous appelez MM. Cazeneuve et Parise en consultation, et *vous restez tout à fait indécis sur la cause des accidents observés!* (plus de deux mois après l'opération de trachéotomie!). « Ces messieurs crurent d'abord à une nécrose des cartilages, mais bientôt abandonnèrent cette hypothèse. Il nous parut évident qu'un obstacle (de quelle nature? *that is the question*!) se trouvait dans le larynx, et nous convenons de faire des insufflations d'alun de bas en haut. »

« Quelques jours après la dernière consultation, le malade se plaignit de nouveau de la difficulté plus grande qu'il éprouvait à l'expiration qu'à l'inspiration ; cette circonstance, qui avait peu attiré mon attention antérieurement, fut, cette fois, un trait de lumière pour moi (enfin! il est temps, monsieur le professeur d'accouchements, après six mois d'attente et de tortures !!!), et je profitai d'un changement de canule pour examiner plus attentivement encore la plaie trachéale, au fond et à la partie supérieure de laquelle je vis des chairs boursouflées reposant sur la convexité de la canule lorsque celle-ci était en place (à qui les avez-vous montrées?). Cela m'expliquait en partie pourquoi le malade ne respirait pas mieux par le larynx avec une canule largement trouée à sa convexité qu'avec une canule pleine; pourquoi l'expiration était plus difficile que l'inspiration, pourquoi le bout de la sonde destinée à insuffler de l'alun entrait très-difficilement dans l'ouverture inférieure du larynx (c'est une des causes de douleur dont s'est plaint le malade). Du reste, les premières tentatives d'insufflation échouèrent complètement. Il arrivait qu'au moment de l'introduction du tube chargé d'alun, celui-ci était mouillé par les liquides de la plaie, et qu'il m'était impossible, même en soufflant avec une grande force, de le faire sortir, l'orifice de ce tube étant trop étroit et l'alun transformé en pâte épaisse (nous en prenons bonne note). J'employai alors, et cela le 20 mars, un tube plus large et fortement chargé de poudre d'alun; je ne pus pas non plus, tout d'abord, insuffler l'alun, mais ayant baissé un peu le bout qui se trouvait dans la plaie, dirigé en haut sur les chairs dont j'ai parlé, toute la poudre fut lancée avec force. Le malade se trouva suffoqué (l'alun étant tombé dans la trachée), rejette pendant longtemps par la plaie une partie de l'alun (qui n'a servi à rien, sans doute?); celui-ci se fait jour entre la canule replacée et les bords de la plaie exactement tendus sur elle. Le malade fait des efforts considérables d'expulsion pendant trois heures, mais les douleurs durent trois longs jours.» (Ce qui est au moins trois fois exagéré! le malade a souffert, comme cela est toujours arrivé, par le fait de l'introduction du tube et par l'action de l'alun sur les lèvres de la plaie.). . . . .

. . . .

« Les végétations ont mis à se développer soixante-dix à quatre-vingts jours. » (Il s'agissait donc de végétations! qui n'ont été vues ni diagnostiquées par aucun des médecins consultants!) . . . .

. . . .

« Une insufflation d'alun, mais très-énergique (cela devait être), a détruit en grande partie les végétations en treize jours (faites-nous le plaisir de nous dire ce que sont devenues les autres parties non détruites; puisqu'elles n'ont plus été traitées par l'alun, elles ont eu le temps d'acquérir un fameux développement!), puisqu'à cette date le malade pouvait respirer, la canule bouchée, pendant plus d'une demi-heure, sans gêne prononcée. » C'est vous, monsieur, qui êtes sans gêne de vous parer de ce qui ne vous appartient pas! il est vrai que lorsqu'on prend du galon....

. . . .

Mais dites-moi, je vous prie, combien de fois vous avez vu des végétations sur des plaies extérieures, être détruites par une seule application d'alun?

Mais tout n'est pas dit, et force m'est bien de vous suivre dans vos réflexions, car je ne saurais trop prouver combien vous êtes en contradiction avec les faits et avec vous-même.

A propos des accidents graves possibles consécutivement aux abcès profonds du cou, vous notez l'impossibilité de la respiration par la pression atmosphérique sur la trachée, puis des phénomènes analogues amenés par la cicatrisation de la plaie trachéale en rétrécissant ce conduit, et vous ajoutez : « Soit enfin, bien que ce fait n'ait été signalé nulle part, à ma connaissance (L'AVEU EST NAÏF !), à l'apparition autour de cette plaie intérieure ou dans le voisinage, de végétations charnues. »

Et à propos des causes de cet abcès : « or ne serait-il pas possible que chez un sujet aussi prédisposé et exposé à une cause aussi stimulante (les gaz irritants dont il a été question au début) une forte inflammation du larynx et de la trachée se propageât au tissu cellulaire sous-muqueux et y donnât lieu à la formation du pus ? C'est précisément la cause principale que je compte invoquer pour expliquer l'obstruction du larynx.

Dans l'énumération que vous faites des maladies pouvant donner lieu aux accidents décrits plus haut, vous commencez par éliminer les affections du cœur et des poumons, puis le spasme de la glotte, etc., vous arrivez à l'œdème de la glotte, et vous dites : « qu'elle vous arrêta plus longtemps, bien qu'elle parût tellement peu probable qu'elle ne fut pas même discutée par aucun de vos confrères appelés successivement en consultation. (J'ai ouï dire cependant par le malade, que M. Cazeneuve ne semblait pas partager votre avis, et qu'il avait voulu, à plusieurs reprises, vous faire sentir avec le doigt porté au fond de la gorge, une grosseur qui pouvait bien être due au gonflement de la glotte.

Examinons maintenant la valeur des signes observés au point de vue de votre diagnostic.

Bien que vous prétendiez que le doute ne soit pas permis, vous vous permettez d'attendre cinq à six mois pour conclure — non pas à un obstacle dans le larynx, ce qui est évident pour tout le monde — mais à la présence de végétations dans cet organe; vous vous fondez sur ce que « l'oppression s'est montrée après l'ouverture du petit foyer, quinze jours après la cicatrisation de la plaie trachéale; que cette dyspnée a été graduellement, mais avec une grande lenteur, en augmentant; que des végétations ont été vues par vous par la plaie du cou; qu'aucune des insufflations d'alun n'a pu parvenir d'une manière évidente jusque dans le larynx, et que la seule qui ait été lancée dans la plaie l'a été précisément sur les végétations.

La première preuve que j'invoquerai contre votre manière de voir m'est fournie par vous-même — la présence de végétations charnues consécutives à la plaie du cou n'a été signalée par aucun auteur — 2° lorsqu'il existe des végétations, avant la dyspnée, avant les accidents d'asphyxie, il y a aphonie plus ou moins complète et une toux qui augmente de plus en plus — dans le cas actuel, la dyspnée a eu lieu par accès, la toux a manqué complètement et, au lieu d'aphonie, la voix était étrange, criarde, saccadée. Enfin vous affirmez avoir vu les végétations : mais nous ne pouvons nous en rapporter à vos sens guidés par la passion, alors que pas un des médecins consultants n'a vu avec vous.

Avons-nous eu à traiter au contraire une laryngite œdémateuse? Enumérons ses principaux caractères :

Affection rare, dont le diagnostic est toujours difficile; mais comme elle est souvent consécutive à une laryngite aiguë ou chronique, le praticien doit être tenu en éveil par l'affection antécédente qui le met sur la voie du diagnostic. Elle survient encore comme complication des plaies du larynx et de la trachée. Ces deux causes ont existé chez notre malade et sont dues probablement à l'action du gaz irritant sur les organes — début tantôt brusque, tantôt lent — déglutition gênée — obstruction plus ou moins complète du larynx, dyspnée, par accès plus ou moins intenses, et qui peut aller jusqu'à l'asphyxie — grands efforts d'inspiration vers la fin de la maladie — pas de toux — symptôme caractéristique : — voix chevrotante, saccadée, (ce que notre malade a appelé voix de polichinelle) inspiration aigre, criarde — rien n'y manque.

Vous concluez ainsi :

« L'observation minutieuse des symptômes m'ayant conduit à découvrir la vraie cause de la gêne de respiration et le siége exact de la lésion, j'arrivai à établir un traitement rationel, la destruction des végétations trachéales. Plusieurs moyens pouvaient être employés dans ce but : si une seule insufflation d'alun, mais très-énergique, n'avait pas eu un résultat presque merveilleux (fabuleux serait beaucoup plus vrai), je pouvais tenter l'arrachement de ces végétations, etc., etc. »

Nous avons prouvé suffisamment que la vraie cause de la gêne de respiration n'était point celle que vous citez; par conséquent le traitement *rationel* représenté par la *fabuleuse* insufflation d'alun n'a que faire ici. Vous me forcez, pour conclure à mon tour, à vous citer de nouveau un passage de la lettre de M. X..., qui est sans réplique : « En résumé, y est-il dit, la dernière insufflation d'alun a été faite le *20 mars* sans amélioration, et c'est le VINGT-SEPT et non le VINGT-DEUX que je puis constater deux minutes, soit cinq jours environ après le traitement homœopatique, pour continuer ensuite progressivement jusqu'à mon entière délivrance etc., donc, comme vous le dites, c'est le globule homœopathique qui est arrivé à point. »

Un dernier mot avant d'aborder la question de doctrine médicale. Je tiens à le répéter ici : je n'ai aucun goût à jeter l'insulte à la face des médecins qui ne pensent pas comme moi, je tiens à respecter leurs convictions comme je voudrais leur voir respecter les miennes; d'un autre côté, je suis trop convaincu que l'injure est une arme beaucoup plus dangereuse pour celui qui en fait usage que pour celui contre qui elle est dirigée.

Par conséquent, il n'a pu venir à ma pensée « de vouloir faire ressortir l'ignorance de six allopathes, tous membres de votre société, et dont cinq professeurs à l'école de médecine.» Je ne jouis d'aucun de ces avantages, et pour ce motif, peut-être, me trouverez-vous bien audacieux d'oser venir vous affronter. Cela vous prouvera, au moins, que j'ai confiance dans la bonté de ma cause, et que je ne recule pas plus devant le nombre que devant les titres de mes adversaires.

Enfin, nous arrivons au bouquet! Et cette pauvre homœopathie va voir beau jeu avec un joûteur aussi redoutable que M. le docteur Binaut; elle n'a qu'à se bien tenir!! Vraiment, vos arguments, Monsieur, sont d'une faiblesse qui fait pitié, et je comprends qu'à l'occasion vous empruntiez des armes contre nous à un romancier. Je serais presque tenté de vous faire l'aumône de quelque chose qui ait au moins l'apparence d'une bonne raison, si vous n'aviez votre robe de professeur pour cacher vos misères !

Vous prétendez d'abord que notre doctrine médicale n'est fondée sur rien de scientifique. Cela n'étonnera personne, puisque vous n'en connaissez pas le premier mot. Mais, en bonne logique, la négation d'un fait n'est pas une preuve contre ce fait. En attendant vos preuves, permettez-moi, pour mon instruction et celle de nos lecteurs, de vous demander sur quel principe fixe est basé ce que vous appelez la vraie médecine, vous, les vrais médecins.

Quel est votre guide en thérapeutique?

Les voix les plus autorisées dans la science vont se charger de répondre pour vous :

M. Malgaigne, professeur à la Faculté de médecine de Paris, disait, il y a peu de temps, en pleine Académie de médecine : « La médecine actuelle est le ramassis de ce que les théories de tout temps ont produit de plus contradictoire. »

« Absence complète de doctrines scientifiques, absence de principes dans l'application de l'art, empirisme partout : tel est l'état de la médecine. »—(Le même.)

« Qui sommes-nous, pour faire la critique de quoi que ce soit? Où est notre criterium de vérité pour juger une erreur? Où est notre doctrine, où est notre école, où est notre faculté, où est notre médecine, en un mot, pour juger quoi que ce soit qu'on appellerait médecine? (Sales-Givors. *Revue médicale*, 1857).

« Je suis, dit votre *Gazette des Hôpitaux*, de ceux qui professent que l'école ne représente ni un principe, ni une méthode, je dis plus, qu'elle n'a *pas d'enseignement*.

» Il n'y a plus en médecine, et depuis longtemps, *ni principes, ni foi*, ni loi. » (Marchal, professeur agrégé à la Faculté de médecine de Paris.)

Il me serait facile de multiplier les citations, mais il me semble que celles-là peuvent satisfaire les plus difficiles.

Quant à votre thérapeutique, tout le monde peut répondre pour vous : Autant de médecins, autant de médications différentes. Dans la même maladie, l'un saigne, l'autre purge, un troisième fait vomir. Celui-ci vous gorge de tisanes, celui-là de toniques ; on pourrait ainsi passer la matière médicale en revue. Et il n'y a rien d'étonnant à cela, puisque vous n'avez pas de loi, pas de règle pour vous servir de guide.

« Que l'homœopathie est différente !» vais-je vous faire répondre par le docteur Espanet, médecin et trappiste.

» Elle connaît les maladies dans leurs moindres symptômes: voilà pour la pathologie; quant à la thérapeutique, elle étudie les médicaments également dans les plus petits détails de leurs effets réels, c'est-à-dire leurs effets sur l'homme sain. C'est déjà plus que ne permet de faire la meilleure des méthodes généralement enseignées et soutenues par l'autorité. Lhomœopathie, néanmoins, va plus avant; elle donne un principe assuré, qui établit le vrai rapport de la maladie avec le médicament et qui en détermine le choix.

» Ici plus de conjectures théoriques, plus d'idees préconçues, plus de recherches baconiennes de causes occultes, plus de suppositions sur les vertus générales des médicaments; tout est science et raison. L'expérience que celles-ci dirigent, sortant de son isolement, vient les aider à son tour dans l'application clinique, et l'art de guérir devient positif; la médecine est une science qui, pour tout homme studieux, approche de l'exactitude mathématique. »

L'homœopathie est donc basée :

1° Sur la loi des semblables; *similia similibus curantur*.

2° Sur la connaissance des effets pathegénésiques des médicaments ; expérience sur l'homme sain.

3° Sur les doses infinitésimales.

Vous prétendez aussi « que nous nous vantons hautement d'être spiritualistes, alors que vous, pauvres allopathes, vous croupissez dans l'ornière du matérialisme. »

Comment! vous repoussez le matérialisme, et vous vous plaisez à traiter l'homme comme une machine troublée dans ses fonctions ; vous enseignez dans vos écoles que les phénomènes intellectuels, spirituels et moraux sont une propriété de la matière, une sécrétion du cerveau!

Vous enseignez que la médecine n'est que la mécanique, la physique et la chimie du corps vivant!

Que les hommes sont des animaux chez lesquels le cerveau a comparativement plus de substance que chez les autres; mais que nous naissons, nous vivons comme les bêtes, et que nous nous reproduisons comme elles!

Qu'il répugne à la vanité humaine de se croire de la même pâte organique qu'un animal, et que l'hypothèse de l'âme n'a été inventée qu'à cause de cela!

Que l'homme est un mammifère monadelphe et bimane! et que la femme est la femelle de l'homme!!!

Qu'êtes-vous donc?

Pourquoi, Monsieur, si l'homœopathie n'est rien, fuyez-vous les rencontres avec les médecins qui la pratiquent, puisque vous avez la bonté de trouver que « parmi eux il y en a qui sont véritablement instruits et réellement convaincus? » Vous perdez ainsi de belles occasions de l'anéantir, si c'est une erreur, en la soumettant devant vous et en présence des malades à l'épreuve des faits. Vous vous drapez avec complaisance dans votre dignité; mais il serait plus juste de dire que vous vous faites un manteau de vos intérêts. Vous avez peur de nous voir triompher devant les malades, et pour ne pas avouer votre défaite, vous fuyez le combat! C'est un excès de prudence qui ne vous sauvera point; car vous le sentez, vous le voyez, l'homœopathie gagne chaque jour du terrain, elle envahit toutes les classes de la société, depuis les têtes couronnées jusqu'à l'humble prolétaire; que dis-je? elle envahit le corps médical lui-même, et tous les jours vous comptez de nouvelles défections dans vos rangs.

Pour vous, Monsieur, vous prétendez « avoir examiné sérieusement la méthode homœopathique.... pour faire plaisir à quelques-uns de vos cliens qui vous sollicitaient d'ajouter les infiniments petits à votre bagage allopathique..... » C'est ce que disent tous les jours vos collègues qui prétendent juger notre doctrine, et Dieu sait jusqu'où ils ont poussé leur examen! Nous allons vous voir à l'œuvre.

« Vous commencez, dites-vous, par suivre à la fin de vos études, un cours sur l'homœopathie, fait, *je crois*, par un M. Simon, et votre impression n'avait pas été des plus favorables. » Mais ce n'était qu'une impression!

Et vous avez si bien suivi les cours que vous n'êtes pas bien sûr du nom du professeur. Avouez que s'il en a été de même des autres maîtres, on aurait bien quelque droit de plaindre vos malades... « à vos débuts dans l'art d'Hippocrate. »

Plus tard, « cédant aux sollicitations de deux honorables personnages de la ville, vous vous mettez à étudier (voilà qui devient sérieux) *dans un livre allemand traduit en langue tellement baroque qu'il nous fallut suer sang et eau pour gagner la 50e page.* » (Il me semble que ce sérieux commence à ne devenir pas mal comique). Franchement cette nouvelle tentative n'était pas encourageante, et était bien faite pour envoyer promener toute espèce d'étude.... même homœopathique ; aussi ne sera-t-on guère étonné du peu de progrès que vous avez dû faire dans une science qui vous était complètement inconnue.

Enfin ! « je me procurai l'exposition de la doctrine médicale homœopathique de Hahnemann, traduite par M. Jourdan. Je *lus* ce livre avec attention, je fis *quelques* expériences sur moi-même, et j'acquis la conviction que l'homœopathie était un leurre... »

Et c'est là, Monsieur, ce que vous appelez expérimenter sérieusement une doctrine médicale ? Vous voulez vous moquer ! Vous lisez un livre comme l'Organon, une fois, et cela vous suffit ! Vous faites des expériences et vous ne dites pas en quoi elles ont consisté ; quels ont été les remèdes expérimentés ; combien de temps elles ont duré et dans quelles conditions vous les avez faites ! Il vous serait tout aussi facile d'apprendre l'astronomie en lisant une seule fois un traité de cette science, et avec les connaissances que vous y auriez puisées, de vouloir déterminer l'époque d'une éclipse...

En vérité, vos auditeurs ont dû trouver que vous vous moquiez un peu d'eux ; car ils savent parfaitement que, pour faire des expériences, il faut savoir, et vous n'avez rien appris !

Si vous lisez quelquefois la *Gazette médicale*, (un de vos journaux les plus répandus), vous devez avoir connaissance des expériences de M. Imbert-Gourbeyre, professeur de thérapeutique et de matière médicale à l'Ecole de médecine de Clermont-Ferrand. C'est un de vos égaux comme vous voyez, et à ces titres on peut en ajouter beaucoup d'autres qui vous manquent. (Ancien interne des hôpitaux de Paris, lauréat de l'Académie de médecine, auteur de nombreux travaux très estimés) ; par conséquent ses travaux doivent avoir au moins autant de poids que le semblant d'expérimentation dont vous parlez. Or, ce médecin distingué a expérimenté pendant longtemps entre autres remèdes l'antimoine et l'arsenic, non-seulement sur lui, mais encore sur des personnes de bonne volonté, entre autres des élèves en médecine et en pharmacie, dont je pourrai vous citer les noms si vous le désirez. Partout ces expériences ont été concluantes en notre faveur.

Les remèdes ont agi à petites comme à grandes doses sur des personnes en bonne santé. Je vais vous en donner la preuve en vous citant ses conclusions :

« La plupart des expériences ont été faites à un cent-millionnième de grain. Trois expériences seulement ont eu lieu à des doses infinitésimales plus élevées, et elles ont produit des effets très-positifs...... Il existe entre ces observations et celles que Hahnemann a consignées dans sa pathogénésie une correspondance remarquable. . . . .

. . . .

» Pour prouver sur le terrain d'un seul médicament la loi de similitude, il faut: 1° étudier tous les effets physiologiques de cet agent; 2° vérifier au point de vue similaire toutes les maladies qui en ressortent, et c'est par la comparaison du fait physiologique et du fait thérapeutique qu'on arrive à en conclure à la loi de similitude. . . . .

. . . .

» Sans doute j'aime à écouter les voix si autorisées de nos maîtres dans la science, mais malheureusement nul d'entre eux n'a étudié ni vérifié l'homœopathie, et pour moi, sur ce terrain, l'autorité des faits est au-dessus de l'autorité des maîtres. Lorsque, dans des problèmes aussi ardus que ceux de la pharmacodynomie, je ne vois que des essais de vérification plus que légers et incomplets, non-seulement je n'accepte pas les prétendues autorités, mais je les repousse de toute la puissance de mes convictions scientifiques, au nom des règles véritables de l'expérimentation thérapeuthique. En somme, je ne connais pas en France un seul adversaire sérieux de Hahnemann. »

Entendez-vous, Monsieur?

Que voulez-vous que je réponde maintenant à vos bouffonneries concernant un médecin homœopathe chez lequel vous auriez conduit un de vos malades? Si ce médecin existait avec les ridicules que vous lui prêtez si obligeamment, cela prouverait tout au plus que pour être médecin... même homœopathe, on n'en n'est pas moins homme. Quand on est obligé de s'attaquer aux travers des personnes pour combattre une doctrine; c'est une preuve certaine que ses adversaives sont réduits aux abois! Ce que vous m'obligez à remarquer dans ces contes faits à plaisir c'est que vous arrivez toujours juste pour sauver le malade.

J'ai hâte de passer sur toutes ces plaisanteries de mauvais goût pour arriver à ce qui m'est personnel; ces faits prouveront, encore plus que le reste, le but de votre Mémoire. C'est pourquoi je tiens à reproduire ici tout entier, le paragraphe qui termine votre observation, déjà si remarquable à tant d'autres titres. Mes lecteurs et nos juges sauront ainsi ce qu'il m'a fallu de courage pour répondre à une attaque aussi inconvenante!

« Si je ne craignais, Messieurs, de devenir fastidieux, je pourrais vous raconter encore un certain nombre d'histoires du même genre, telles que celle d'une belle fièvre miliaire traitée pour une péritonite; celle d'une attaque de nerfs chez une personne très nerveuse et affaiblie par des pertes de sang, prise pour une maladie de la moëlle, une myétite, guérie toujours avec rapidité et par enchantement; grand nombre d'angines simples, mais dites couenneuses; des laryngites striduleuses ou faux-croups étiquetés vrais croups et guéris comme tels, et toujours aussi merveilleusement. »

La passion est souvent mauvaise conseillère, Monsieur, et cette arme impertinente que vous dirigez contre moi, avec cette soif de vengeance que vous ne vous donnez plus la peine de cacher, pourrait bien se retourner contre vous, et vous faire des blessures auxquelles vous ne vous attendez pas. Vous avez sans doute oublié la maxime : *Nemo dat quod non habet*, et, me prenant pour un de vos semblables, vous vous efforcez de me prêter des actes que vous seriez alors capable de commettre, et qui ne sauraient être qualifiés trop sévèrement ! Pour assouvir votre haine, tous les moyens sont bons ; et vous ne craignez pas d'ajouter la calomnie à tous ceux que nous connaissons déjà.

Où allez-vons donc puiser vos renseignements pour parler avec une telle assurance des malades que vous ne voyez pas, que vous ne connaissez pas ? Vous avez donc des espions dans toutes les maisons où je suis appelé, pour vous renseigner si bien sur la nature des maladies que j'ai à traiter ? Je vais vous donner la preuve que ceux qui font ce joli métier vous trompent ou se moquent de vous. « La personne aux attaques de nerfs traitée pour une maladie de la moëlle » a été malade pendant près d'une année, il y a cinq ans ; elle a été tellement mal que deux fois elle a reçu les derniers sacrements dans cet espace de temps. Tout cela ne prouve point la myélite, me direz-vous ? Patience, nous allons arriver. Si vous ignorez absolument la méthode homœopathique, comme il ressort de ce qui précède, il n'en est pas de même de la méthode de *substitution* ; malheureusement je ne savais pas encore que vous fussiez passé maître en cette science, et je ne me doutais pas alors que vous aviez des communications dans la place : mais, en rapprochant ce que vous écrivez dans le susdit paragraphe de ce qui s'est passé alors, force m'est bien de vous reconnaître pour l'auteur de ces insinuations malveillantes ; cela saute aux yeux.

Un jour tourmenté par les doutes que certains parents ne se gênaient pas d'émettre sur la nature de cette maladie que j'avais diagnostiquée *congestion de la moëlle* et non myélite, entendez-vous bien, Monsieur, commençant à me douter de quelque machination diabolique, je dis à la personne principalement intéressée, après le malade :

« Je vous déclare que je cesse mes soins à dater de ce moment, et que je ne les continuerai qu'à la condition que deux médecins allopathes de Lille désignés par moi (MM. Germain et Parise), viendront en mon absence constater la nature de la maladie. » Je pouvais me tromper,

Monsieur, car je n'ai pas de prétention à l'infaillibilité; mais cette détermination de ma part était une preuve assez évidente que je ne voulais tromper personne. On l'a si bien compris que, séance tenante, on m'a fait des excuses en me priant de revenir sur ma résolution. Je n'ai cédé qu'aux instances du malade. Vous pouvez, quand vous voudrez, vérifier l'exactitude de mon histoire, puisque vous en connaissez les acteurs.

Qu'est-il besoin maintenant que j'aille passer mon temps à me défendre d'accusations de la même espèce. *Ab uno disce omnes.* Qui vous a dit que je n'avais eu à soigner que des angines simples et de faux-croups? A qui ferez-vous croire que les cas graves se réfugient chez vous et les affections bénignes chez moi? On sait bien le contraire. La plupart, pour ne pas dire toutes les personnes qui réclament mes soins, sont déjà saturées de vos remèdes et lasses de souffrir avant de réclamer les secours de l'homœopathie. Les témoins que je puis invoquer, pour confirmer ce que j'avance, sont les mères qui ont perdu un, deux et trois enfants du croup ou d'angine couenneuse dans une année; croyez-moi, Monsieur, elles ne s'y trompent pas, lorsque par malheur le même fléau frappe à leur porte l'année suivante. Si vous tenez à une preuve incontestable, vous pouvez vous adresser à un médecin éclairé et consciencieux, M. le docteur Vanderhaghen; demandez-lui s'il n'a pas été témoin de la guérison, par l'homœopathie, d'un cas de croup arrivé à la dernière période?

En terminant, Monsieur, laissez-moi vous dire que toutes les fois que voudrez combattre l'homœopathie avec des armes courtoises, je serai très heureux d'entrer en lice avec vous de même qu'avez tous ceux qui se présenteront, pour opposer des preuves et des faits à vos doutes et à vos affirmations; mais, s'il vous arrivait encore de sacrifier la science et la vérité pour vous attaquer à la probité de l'homme, je ne me donnerais plus la peine de vous suivre sur un semblable terrain. Une fois suffit.

Agréez, Monsieur, mes salutations empressées,

J.-U. MALAPERT DU PEUX.

Lille, le 30 août 1863.

Lille. — Imp. N. Destigny.

www.ingramcontent.com/pod-product-compliance
Ingram Content Group UK Ltd.
Pitfield, Milton Keynes, MK11 3LW, UK
UKHW020229200726
13856UKWH00004B/1674